# CRISES VISCÉRALES

## DE

# L'ATAXIE LOCOMOTRICE PROGRESSIVE

PAR

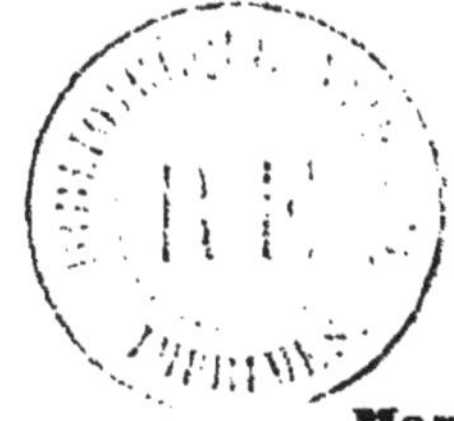

**Marien-Alexandre VEILLEAU**

DOCTEUR EN MÉDECINE DE LA FACULTÉ DE PARIS

## PARIS

### ALPHONSE DERENNE

52, Boulevard Saint-Michel, 52

1885

# CRISES VISCÉRALES

DE

# L'ATAXIE LOCOMOTRICE PROGRESSIVE

PAR

## Marien-Alexandre VEILLEAU

DOCTEUR EN MÉDECINE DE LA FACULTÉ DE PARIS

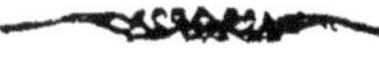

PARIS

## ALPHONSE DERENNE

52, Boulevard Saint-Michel, 52

1885

À LA MÉMOIRE VÉNÉRÉE

## DE MON PÈRE ET DE MA MÈRE

A MA FAMILLE

A MES AMIS

A MES MAITRES

# CRISES VISCÉRALES

DE

# L'ATAXIE LOCOMOTRICE PROGRESSIVE

—

## AVANT PROPOS

L'étude des crises viscérales de l'ataxie locomotrice est de date relativement récente et elle est loin sans doute d'être complète et définitive ; chaque jour on signale de nouveaux faits qui en font varier les aspects en augmentant la richesse symptomatologique de cette affection.

Aussi avions-nous pensé qu'il y aurait peut-être quelque utilité à entreprendre, pour notre thèse inaugurale, de *mettre à jour* l'état actuel de cette intéressante question en réunissant toutes les observations qui s'y rapportent et qu'on trouve éparses dans la presse médicale ou insérées dans des mémoires et dans des thèses. Malheureusement des raisons matérielles nous ont obligé à supprimer de ce travail le texte même des observations trop nombreuses et nous contenter d'en faire entrer les principaux traits dans le tableau clini-

que que nous avons essayé d'esquisser des viscéralgies tabétiques.

Quant à la marche suivie dans la rédaction de ce travail,
il est à peine besoin de l'indiquer, tant elle s'impose par sa
simplicité.

Après un chapitre d'historique nous étudions séparément
et successivement les crises de l'appareil génito-urinaire,
qui sont les plus fréquentes, puis celle de l'appareil digestif et enfin celles des l'appareil respiratoire.

Nous laissons de côté en tant que phénomènes isolés de
l'ataxie, les troubles cardio-vasculaires, car on n'a pas, que
nous sachions, signalé de véritables crises tabétiques de cet
appareil.

Puis, ayant exposé la pathogénie de ces crises telle
qu'elle est interprétée actuellement, nous terminons par
quelques considérations rapides sur leur thérapeutique.

Que notre savant et bienveillant maître, M. le professeur
Ball, veuille bien agréer l'hommage respectueux de notre
reconnaissance pour l'honneur qu'il a bien voulu nous faire
en acceptant de présider cette thèse si imparfaite qu'elle
fût.

# CHAPITRE I

## CRISES VISCÉRALES DE L'ATAXIE LOCOMOTRICE

*Historique.* — Nous ne pouvons pas citer tous les auteurs qui ont parlé des crises viscérales de l'ataxie locomotrice, ce serait énumérer sans profit tous les ouvrages qui ont été écrits depuis quelques années sur les maladies de la moelle épinière ; aussi nous bornons-nous ici à signaler ceux qui se sont tout particulièrement occupés des accidents viscéraux des tubes et dont les travaux marquent en quelque sorte les divers stades de leur histoire.

La notion des troubles viscéraux consécutifs aux affections médullaires est très ancienne ; mais on conçoit qu'à une époque où l'on ignorait quel était le substratum anatomique de l'ataxie et où d'ailleurs toutes les maladies de l'axe spinal étaient pour ainsi dire confondues dans une appellation nosologique commune, on ait pu méconnaître le lien qui unit certains de ces troubles à l'évolution de la sclérose des cordons postérieurs.

C'est donc à une époque assez voisine de la nôtre, et grâce, en grande partie, à des observations publiées en France que l'ataxie locomotrice a vu son cadre symptomatologique élargi par l'adjonction de phénomènes morbides qu'on rattachait jusque-là, les uns à des affections cérébrales, les autres à des perturbations fonctionnelles dont le sens pathologique échappait le plus souvent. Romberg, dans son exposé du *tabes dorsalis* (1851) signale les troubles de la vessie et du rectum ainsi que des organes génitaux. Dès lors ils sont mentionnés dans tous les ouvrages où il est parlé de cette affection.

En 1858 sir Gall (*Guys. hospit. report. case of paraplegia*) cherche le premier à établir la relation qui existe entre certains troubles gastriques et une maladie dont la description répond à l'ataxie. Mais l'idée du savant observateur anglais btint pas tout d'abord la faveur à laquelle elle avait droit. C'est ainsi que l'année suivante Duchenne (de Boulogne) *Archives de Médecine*, 1859, tout en reconnaissant avoir observé des troubles gastriques chez des ataxiques, dit qu'ils n'ont jamais marqué le début de la maladie comme cela s'observe dans l'apoplexie cérébelleuse et que s'ils se sont montrés dans l'ataxie, « c'est sans cause connue ».

Il est vrai qu'en 1864 il revient un peu sur cette opinion : « Dans d'autres cas, dit-il, que je n'expose pas ici dans la crainte de donner trop d'extension à ce travail, ces troubles fonctionnels de la vessie et du rectum s'étendaient à l'estomac et à l'intestin » (*Gazette hebdom.* n° 19, 1864. Il en est de même de Topinard qui après avoir contesté la présence de vomissements fréquents chez des ataxiques conclut à une complication et non à un symptôme de la maladie (de *l'ataxie locomot.* Paris 1864).

Trousseau reste également à côté de la vérité ; il cite le cas d'une malade chez laquelle les douleurs fulgurantes étaient précédées de malaise épigastrique et de « tiraillements dans la matrice ». « Peut-être, dit-il, cette variété aura-t-elle sa cause locale dans une susceptibilité spéciale de l'estomac et de la matrice (*Clinique de l'Hôtel-Dieu* 1865).

Il faut donc arriver à la thèse de Delamarre (Paris 1866) pour voir nettement affirmé et cliniquement démontré le rapport de certains accidents gastriques et de l'ataxie loco-motrice.

En 1867 M. Charcot dans ses leçons appelle d'une manière toute spéciale l'attention sur les manifestations viscérales de l'ataxie et il inspire l'année suivante à son élève Dubois, une importante thèse sur ce sujet.

Cependant en 1868, M. Féréol, à la Société médicale des hôpitaux, dans un très-remarquable mémoire signale plusieurs exemples d'une variété d'accidents évidemment en rapport avec la sclérose des cordons postérieurs et dont le siège est le larynx et l'ensemble des organes de la respiration. Le travail de M. Féréol marque la date précise à partir de laquelle on a continué à étudier les symptômes laryngés du tabes dorsalis ; cependant il en fait remonter lui-même la notion première au second mémoire de Bourdon dans lequel les troubles respiratoires sont mentionnés à propos d'une observation empruntée à l'Atlas de Cruveilhier.

En 1874 Jean communique à la Société anatomique une nouvelle observation de crises laryngées ; l'autopsie de la malade révélait outre les lésions classiques des cordons postérieurs de la moelle une altération de même nature au niveau des origines bulbaires du pneumogastrique et du spinal.

Les crises laryngées ont été aussi étudiées par Krishaber qui en communique plusieurs cas au congrès de Milan (1880) et par M. Cherchewsky (1882). Ce dernier auteur, réunissant tous les faits connus de cet ordre dans un remarquable mémoire, s'est attaché à bien établir définitivement les relations de ces accidents avec l'ataxie locomotrice (Revue de Médecine, 1882).

Mais d'autre part en 1876 M. Maurice Raynaud portait à la connaissance de l'Académie de Médecine ce fait qu'il a lui-même observé, à savoir que l'ataxie locomotrice peut présenter des manifestations douloureuses simulant les crises de coliques néphrétiques d'origine lithiasique.

Depuis, les accidents viscéraux du tabes ont été étudiés avec l'autorité que l'on sait, par M. le professeur Charcot en 1877, dans ses *Leçons cliniques* de la Salpêtrière, et par M. le professeur Vulpian (leçons recueillies par Bourceret, 1879).

Nous mentionnerons encore ici plusieurs thèses qui ont les crises viscérales de l'ataxie pour objet, ce sont celles de Petit-Jean (1874), de Bouchard (1875), de Félix (1880), d'Harel (1882), de Queudot (1882) ; ainsi que des publications nombreuses insérées dans la presse périodique.

En 1883, M. Lépine, de Lyon, a appelé l'attention sur une variété de crises gastriques caractérisée uniquement par des vomissements à l'exclusion de tout phénomène douloureux de cette région (*Tribune médicale*, 1883).

Tout récemment M. Pitres, de Bordeaux, a rapporté plusieurs exemples de cette singulière anomalie de la sensibilité génitale, signalés pour la première fois en 1866 par MM. Charcot et Bouchard et qui consiste dans le développement de véritables crises de sensations voluptueuses spontanées (*Progrès médical*, 1884).

Enfin, M. le professeur Fournier non-seulement dans son excellent livre mais aussi dans des leçons cliniques toutes récentes, insiste vivement sur les viscéralgies des organes pelviens et en particulier sur les troubles des fonctions génitales en tant que phénomènes précoces du tabes dorsalis.

On consultera également avec fruit le *Traité de pathologie interne*, de M. Jaccoud, les leçons de M. Grasset, les leçons cliniques sur les maladies des voies urinaires de M. le professeur Guyon, et enfin le *Manuel de pathologie interne*, de M. Dieulafoy, et le *Traité élémentaire*, de MM. Laveran et Teissier.

# CHAPITRE II



Les phénomènes morbides que nous envisageons plus loin présentent tous un certain nombre de caractères, communs qui les distinguent et peuvent dans quelques cas malgré la variété de leur siège, mettre sur la voie de leur causalité pathologique.

Un premier fait qui frappe l'esprit, c'est la soudaineté, la brusquerie avec laquelle apparaissent les accidents. Tel individu jusque là bien portant en apparence, ou bien un ataxique jusqu'alors indemne du côté des viscères se voit subitement atteint dans tel ou tel organe splanchnique : il est, surtout au commencement, comme pris à l'improviste.

L'accès dure un temps variable, puis disparaît sans que sa disparition puisse être attribuée à la thérapeutique mise en usage, il s'en va comme il était venu, c'est-à-dire sans cause appréciable.

C'est cette modalité clinique des accidents viscéraux du tabes qui leur a valu le nom de crises. Cette appellation sert en outre à faire ressortir leur analogie avec les véritables crises de douleurs fulgurantes qui ont lieu du côté des membres.

Dans l'intervalle des crises et cela pendant une période

de temps plus ou moins longue l'intégrité fonctionnelle des organes ou des appareils reste à peu près parfaite.

C'est là un point saillant, capital sur lequel tous les observateurs insistent et qui est bien propre à démontrer la centralité de la cause qui produit les accidents ; aussi on est quelquefois en présence de symptômes formidables sans que l'examen attentif des organes parvienne à expliquer leur raison d'être.

On peut dire en un mot que tous ces symptômes portent suivant l'expression de Trousseau, « la livrée » de la maladie. Plus tard cependant, quand la lésion médullaireà progressé, lorsqu'elle a gagné les centres trophiques ou seulement à cause de la répétition trop fréquente d'un acte pathologique pénible, ou peut-être même par le fait d'une intervention thérapeutique ou autre; on peut constater des altérations locales diverses qui sont alors de véritables complications.

Quoi qu'il en soit, ces caractères : spontanéité et intermittence des accidents, intégrité objective des organes entre les accès, ces caractères, disons-nous, dominent toute la nosologie des viscéralgies ataxiques que nous allons maintenant étudier séparément.

# CHAPITRE III

## APPAREIL GÉNITO-URINAIRE

*Crises génitales.* — On sait depuis longtemps que les
fonctions génitales sont presque constamment atteintes chez
les ataxiques. « Près de la moitié des malades ataxiques
que j'ai observés, dit Trousseau, avaient à partir de la pu-
berté des pertes séminales nocturnes et diurnes qui avaient
lieu surtout lorsque les efforts de la défécation détermi-
naient une compression des vésicules séminales. Les pertes
séminales nocturnes sont souvent accompagnées d'érections
et de sensations voluptueuses. » En même temps que de la
spermatorrhée, ajoute-t-il, ils ont de l'aphrodisie, et dans
certains cas du satyriasis ; mais il y a une névrose des fonctions génitales qui se rencontre chez des ataxiques e
qui consiste en une singulière facilité de pouvoir reproduire
le coït un grand nombre de fois dans un court espace de
temps. »

Ces faits sont vrais et reposent sur une observation jour-
nalière ; mais exposés comme le fait Trousseau, ils man-
quent de signification pathologique précise. Tantôt en effet
il y aurait excitation du sens génital et tantôt son abolition,
sans règle déterminée et pour ainsi dire suivant les hasards
de l'individualité.

M. le professeur Vulpain s'appuyant sur des concep-

tions théoriques de la pathogénie du tabes s'est déjà efforcé
de redresser cette erreur d'interprétation ; il a fait voir que
les phénomènes d'excitation correspondent à la première
période de l'ataxie ; tandis que les symptômes d'affaisse-
ment d'abolition fonctionnelle sont en rapport avec des lésions plus avancées de la sclérose médullaire. Cette opinion
vient d'être reprise par M. le professeur Fournier dans ses
leçons cliniques à l'hôpital Saint-Louis.

Nous voudrions pouvoir reproduire ici dans son entier la
leçon qu'a publiée la *Semaine médicale* du jeudi 11 décem-
bre 1884, sur le sujet qui nous occupe ; nous devons nous
borner à en donner les extraits principaux.

« Les troubles des fonctions génitales, dit M. le professeur Fournier, qu'on observe dans la période préataxique
du tabes sont à la fois multiples et divers comme formes
morbides. Ce sont tantôt des symptômes d'excitation ou de
pseudo-excitation génitale (je légitimerai ce terme dans un
instant) et tantôt des symptômes inverses de dépression.

Parlons des premiers tout d'abord, d'autant que tel est
leur ordre chronologique dans les cas où ils se produisent.

Ceux-ci consistent en deux ordres de phénomènes, à savoir : 1° une surexcitation passagère de l'appétence sexuelle ;
2° des pollutions ou pertes séminales involontaires. »

D'après M. le professeur Fournier, l'éréthisme vénérien
est un trouble rare ; il ne l'a constaté que 4 fois sur 224
cas : « Quoi qu'il en soit, dit-il, cette surexcitation génési-
que se traduit de la façon suivante : des érections fréquentes, bien plus fréquentes que de coutume ; érections non
motivées par des désirs ou des besoins équivalents ; érections
se produisant surtout la nuit, persistant une bonne partie

de la nuit et finissant par devenir énervantes, fatigantes, au point de troubler le sommeil...

« Cet éréthisme vénérien du tabes n'est jamais qu'un symptôme provisoire destiné à disparaître après un temps variable. D'abord, l'excitation génitale susceptible de faire face à des prouesses érotiques équivalentes ne tarde guère à se calmer ; et alors, aux érections vraies, « utilisables » succède bientôt une phase d'érections « p'atoniques » insuffisantes à l'accomplissement de l'acte vénérien.

Le second symptôme est plus fréquent ; il consiste en pollutions involontaires.

« Ces pollutions en tant que phénomènes cliniques ne diffèrent pas de ce qu'elles sont en toute autre circonstance. C'est-à-dire qu'elles consistent purement et simplement en des émissions involontaires de sperme ou des éjaculations ,ec ou sans érection, et le plus souvent sans érection.

« Elles sont, suivant les cas et suivant les périodes, dans un même cas plus ou moins fréquentes et se succèdent à des intervalles extrém ment variables, variables par exemple de quelques mois à quelques semaines, quelques jours, voire quelques heures dans certains cas...

« Jusqu'ici rien de spécial, ajoute M Fournier. Mais voici en revanche, deux caractères qui vont conférer au symptôme une signification particulière. »

Le premier caractère de ces pollutions et de se reproduire sous forme de véritables crises ; elles se montrent plusieurs jours de suite ; puis se calment et disparaissent, jusqu'à une prochaine occasion.

Le second, c'est la spontanéité des émissions de sperme,

elles arrivent sans motif, sans but, sans besoins correspondants. Outre ces symptômes, il en est d'autres sur lesquels insiste M. Fournier et qui ont trait à la sensation même que produit le coït quand il est encore possible. Certains malades se plaignent d'éprouver de véritables douleurs au moment de l'éjaculation.

Ces troubles de l'appareil génital chez l'homme sont des phénomènes précoces de l'ataxie locomotrice et peuvent, d'après M. Fournier, permettre de diagnostiquer de bonne heure cette maladie. Nous croyons qu'on doive rapprocher des troubles génitaux observés chez l'homme, cette singulière anomalie de la sensibilité des organes sexuels constatée plusieurs fois chez la femme et que M. Pitres qui en rapporte plusieurs exemples appelle « crises clitoridiennes » nom qui nous semble impropre en ce sens qu'il localise à un organe un phénomène auquel participe l'appareil génital féminin tout entier.

La crise survient brusquement; la femme surprise à n'importe quel moment de la journée et dans n'importe quelle position éprouve tout à coup, et en dehors de toute excitation physique ou psychique, un chatouillement, une sorte de vibration dans l'intérieur du vagin; progressivement la sensation voluptueuse se propage au clitoris qui entre en érection, et après quelques instants la scène se termine par un violent spasme voluptueux suivi d'une abondante sécrétion vulvo-vaginale.

L'accès se répète un certain nombre de fois dans la journée, revient pendant un ou plusieurs jours de suite, puis la malade reste un temps plus ou moins long sans le voir réapparaître.

Ces crises ont dans quelques cas précédé toutes les autres manifestations de l'ataxie ; parfois même elles ont cessé avec l'apparition des douleurs fulgurantes ; dans d'autres cas au contraires elles se sont prolongées, bien avant dans le cours de la maladie, mais en diminuant de fréquence et d'intensité.

Mais en dehors de ces crises qui affectent la fonction génitale elle-même, on a signalé de véritables crises douloureuses siégeant sur un point quelconque des organes génitaux. On a noté des crises des douleurs testiculaires (Damaschino) uréthrales chez l'homme, vulvaires et ovariques chez la femme.

Ces douleurs rarement observées présentaient tous les caractères des douleurs fulgurantes qui siègent dans les membres.

En résumé : les organes génitaux de l'homme et de la femme peuvent présenter deux ordres de symptômes tabétiques : les uns, symptômes douloureux, analogues aux douleurs fulgurantes des membres, sont rares ; les autres, fonctionnels, sont extrêmement fréquents ; ils acquièrent chez l'homme une grande importance tant à cause de leur fréquence même que de la précocité de leur apparition. Ces mêmes symptômes bien que devant être assez fréquents également chez la femme, perdent de leur valeur diagnostique eu égard aux difficultés que présente leur constatation chez de semblables malades.

Par leurs caractères cliniques les troubles génitaux appartiennent à cet ordre de phénomènes auxquels on a donné le nom de crises viscérales de l'ataxie.

*Crises urinaires.* — L'appareil urinaire peut être le siège de manifestations douloureuses ataxiques sur un point quelconque de son trajet ; mais les observations que nous connaissons permettent de diviser l'étude de ces symptômes en crises néphrétiques et en crises uréthro-vésicales ; chacune de ces divisions correspondant à un groupe d'affections dans certains cas simulées par la viscéralgie tabétique dont il est question.

*Crises néphrétiques.* — Dans un cas resté jusque là unique dans la science la crise viscérale ataxique reproduisit à s'y méprendre tout le syndrome morbide de la colique néphrétique d'origine lithiasique, moins la lithiase elle-même bien entendu. C'est celui de M. Maurice Raynaud ; il est trop connu pour que nous y insistions longuement. Il nous suffira de résumer ici les judicieuses considérations dont l'éminent clinicien accompagnait l'histoire de son malade.

« Le trait essentiel, dit-il, qui ressort de cette longue observation, le symptôme capital et qui prime tous les autres, ce sont des crises douloureuses paroxystiques atteignant l'intensité la plus extrême et qui, au point de vue de la marche générale qu'elles ont affectée, peuvent se diviser en trois périodes : une première pendant laquelle elles ont été séparées par des intervalles de santé à peu près parfaite ; une seconde où elles deviennent en quelque sorte subintrantes et où elles acquièrent plus de fréquence qu'elles ne perdent en intensité ; le dépérissement général de l'organisme est déjà évident ; une troisième enfin où les crises font insensiblement place à un endolorissement profond et continu qui se confond avec les symptômes de plus en plus dessinés de la phthisie pulmonaire....

« Les caractères de la douleur, son siège, le caractère

objectif de la crise, principalement la rétraction du testicule du côté affecté et la notable diminution de la quantité des urines, allant quelquefois jusqu'à l'anurie complète et souvent accompagné de ténesme vésical, ont évidemment avec ceux de la colique néphrétique de cause calculeuse pour le moins de grandes ressemblances. » Aussi l'auteur s'attache-t-il à établir avec soin les caractères différentiels de la crise ataxique et de la colique néphrétique légitime. D'une part la longue durée des accès allant jusqu'à quatre et même huit jours ce qui est absolument exceptionnel dans la lithiase rénale. La fréquence du retour des accès, qui est remarquable dans ce cas et se manifeste pendant plusieurs mois consécutifs avec une répétition incessante, ce qui n'a pas lieu dans la colique néphritique. Enfin, et c'est ce qui domine tout : dans la lithiase rénale, il y a toujours en dehors de l'anurie des troubles caractéristiques de l'urine; des hématuries, des calculs, des graviers, du pus, tous signes qui faisaient défaut. Ajoutons que l'autopsie relevait avec les lésions médullaires de l'ataxie une intégrité complète des organes urinaires.

*Crises uréthro-vésicales.* — C'est à des phénomènes douloureux de même origine et qui semblent avoir pour siège la vessie ou le canal de l'urèthre que l'on a donné le nom de crises vésicales, crises uréthrales. Ces crises peuvent exister seules ou coïncider, ce qui est le plus fréquent, avec d'autres manifestations douloureuses de l'ataxie.

Quand l'urèthre est seul en cause, le malade éprouve le long du canal une douleur vive, cuisante; parfois cette douleur se limite au gland et l'on peut être porté à croire à la présence d'un calcul vésical. D'autres fois ce sont seulement des picotements, des fourmillements légers, un sentiment de pesanteur et de tension à la région hypogastrique.

Ces phénomènes surviennent par accès, puis disparaissent au bout d'un temps plus ou moins long.

Mais parfois les symptômes ont un bien autre acuité; la sensation de pesanteur est remplacée par une douleur gravative que le malade compare aux élancements d'un abcès; il a la sensation d'un fer rouge introduit dans l'uréthre. En même temps survient de la dysurie, il existe parfois une véritable ataxie vésicale; tantôt le malade, en proie à un besoin incessant d'uriner, se consume en efforts stériles pour vider sa vessie des quelques gouttes d'urine qu'elle ne peut tolérer; tantôt quelques instants plus tard l'urine s'échappe abondamment et presque involontairement. Au ténesme vésical souvent s'ajoutent des douleurs ano-rectales, de véritables épreintes; parfois surviennent des hématuries, ce qui obscurcit singulièrement le diagnostic.

Après un temps variable, de quelques heures à cinq et six jours, la crise cesse. Quelquefois elle finit brusquement comme elle était apparue; d'autres fois au contraire le malade conserve encore pendant quelque temps comme un souvenir de la crise, une sensation plus tolérable de pesanteur et de fourmillement.

Les crises se reproduisent à des intervalles variés et ne présentent pas toujours la même intensité, et pendant longtemps les intervalles qui séparent les crises sont marqués par un retour à la santé.

Cependant avec le temps et quelquefois progressivement aux symptômes d'hyperesthésie uréthro-vésicale succède une anesthésie plus ou moins complète de ces organes ; le malade perd la notion du besoin d'uriner et c'est alors qu'on voit s'établir les phénomènes de rétention et d'incontinence par régorgement.

Ces symptômes sont du plus fâcheux augure, d'abord parce qu'ils indiquent que la maladie arrive à une période avancée de son évolution et ensuite parce qu'ils constituent pour le malade une infirmité pénible qui peut être pour lui une source permanente de dangers, soit par le fait du séjour prolongé de l'urine dans la vessie, soit par l'obligation ou il est mis de recourir continuellement au cathétérisme.

*Diagnostic.* — Les caractères que présente la crise urinaire ataxique permettent en général de la reconnaître assez promptement ; d'une part on est conduit à écarter l'hypothèse d'un obstacle (rétrécissement, corps étranger) siégeant sur le trajet du canal au niveau du col vésical par la facilité avec laquelle on peut pratiquer le cathétérisme ; et d'autre part les caractères objectifs de l'urine empêchent le plus souvent de songer à une affection inflammatoire ou dégénérative de la vessie. Cependant, la présence d'hématurie peut faire naître l'embarras que dissipera seule la marche ultérieure de la maladie.

# CHAPITRE IV

## APPAREIL DIGESTIF

A. *Crises ano-rectales*. — Parfois isolément mais le plus
souvent pendant que la crise douloureuse sévit sur d'autre
organes et sur les organes urinaires en particulier, on observe des accidents de même nature du côté de l'anus et du
rectum. Le malade a de la constipation des épreintes douloureuses qui sont pour lui une source d'angoisses pénibles.
Les sensations qu'il éprouve sont comparées par lui à des dé-
charges électriques dans la région anale ou bien à l'intro-
duction brusque et forcée d'un corps étranger gros et volu-
mineux dans le rectum. Il est constamment en proie à un
besoin d'expulsion qui le fait se livrer à des efforts conti-
nuels ordinairement infructueux, mais parfois suivis d'une
issue involontaire de gaz ou de matières fécales.

« Je traite en ville, dit M. le professeur Fournier, un
homme jeune encore dont la vie est un supplice depuis
huit ans. D'une part il est sujet à d'horribles crises de douleurs fulgurantes dont la durée varie entre quelques heures et quatre, cinq, ou six jours ; d'autre part il éprouve de
temps à autre une sorte de ténesme ano rectal des plus pénibles avec contractions sphinctériennes spasmodiques extrêmement douloureuses et besoin incessant d'aller à la selle.
Au moment des accès de ce genre il passe des journées

entières à croire qu'il est incessamment sur le point d'éva
curer des matières et à s'exténuer en efforts stériles d'expul·
sion. »

B. *Crises gastriques*(18). — « Tout à coup, dit M. le
professeur Charcot, le plus souvent à l'époque même où règne
une crise de douleurs fulgurantes occupant les membres,
les malades se plaignent de douleurs qui partant des aines
semblent remonter de chaque côté de l'abdomen pour venir
se fixer à la région épigastrique simultanément. Ils accusent
des douleurs siégeant entre les deux épaules, lesquelles
s'irradient autour de la base du tronc sous forme de fulgurations. Alors les battements du cœur deviennent ordinairement violents et précipités, sans élévation de température
centrale.... »

« Des vomissements presque incessants et extrêmement
pénibles s'associent souvent aux crises gastriques ; les ali·
ments sont d'abord rejetés, puis c'est un liquide muqueux,
incolore, parfois mêlé de bile ou teinté de sang, un malaise
profonds des vertiges se surajoutent aux vomissement et aux
douleurs cardialgiques : celles-ci peuvent être vraiment
atroces. » (Charcot).

Tel est le tableau symptomatique de la cardialgie ataxique si magistralement tracé en quelques lignes par l'éminent professeur et auquel nous n'aurons à ajouter pour le
compléter que quelques données cliniques fournies par des
faits récemment observés.

La crise gastrique, c'est-à-dire l'accident tabétique qui
siège à l'estomac, ne présente pas toujours cette intensité
douloureuse ; à côté de ces cas de véritables douleurs fulgurantes gastriques, il en est d'autres dans lesquels l'élé-

ment douleur est absent et la crise se caractérise uniquement par des accès de vomissements.

Ces faits avaient déjà frappé l'attention des observateurs. Tel est par exemple le cas rapporté par sir Gull lui-même, et M. Vulpian dans ses leçons dit très bien que quelquefois le malade souffre seulement de la répétition des vomissements. M. le professeur Lépine, de Lyon, insiste sur ce point dans un intéressant mémoire, et il cite plusieurs exemples de ces crises gastriques auxquelles il propose de donner le nom de *crises d'intolérance gastrique*.

En effet, sans qu'il ait vu apparaître aucun phénomène douloureux à la région épigastrique, le malade vomit ; il vomit quoi qu'on fasse : d'abord les aliments qu'il a ingérés, puis des matières liquides muqueuses, glaireuses, parfois jaunâtres, verdâtres, bilieuses. Cette attaque de vomissements dure un temps variable, quatorze jours dans un cas ; pendant ce temps le malade, soumis à une inanition progressive, s'affaisse, une issue fatale semble imminente, quand soudain les vomissements cessent, les fonctions digestives se rétablissent, et le malade perd bien vite pour ainsi dire jusqu'au souvenir de sa crise.

L'opinion du professeur de Lyon est que cette forme de crises gastriques sans gastralgie a une importance clinique considérable, et il s'appuie sur le témoignage d'un médecin allemand M. Bernhard qui affirme avoir vu des cas très purs de symptômes dyspeptiques chez des ataxiques, et il ajoute qu'en l'absence de douleurs, il est fort difficile à un médecin de songer à une maladie spinale, à moins qu'il ait sans cesse à l'esprit la possibilité de faits semblables.

Dans d'autres cas au contraire, la crise est encore plus violente ; aux toubles gastr ques, aux vomissements, aux fulgurations dans les membres et d'autres parties du corps, viennent s'ajouter d'autres phénomènes qui rendent l'état du malheureux patient plus lamentable encore ; on a ob-servé un spasme de l'œsophage et du pharynx, ou bien des troubles intestinaux graves ; c'est parfois un tympanisme excessif, un flux diarrhéique abondant et répété ; une diarrhée bilieuse, muqueuse, séreuse ; les traits s'étirent et le malade présente un ensemble de symptômes cholérifor-mes complet : algidité, crampes dans les membranes etc., et il peut succomber. (Vulpian)

*Marche.* — Douloureuses ou non, les crises gastriques appartiennent à la première période de l'ataxie ; c'est le plus souvent, aussi que le dit M. le professeur Charcot, en même temps qu'il a des douleurs fulgurantes que le malade voit son état s'aggraver par l'apparition des symptômes gas-tralgiques. Il arrive cependant que ces symptômes sont les premières et longtemps les seules manifestations de la sclé-rose postérieure ; mais quand elles sont contemporaines des douleurs fulgurantes, les crises gastriques coïncident presque toujours avec une exaspération de ces douleurs. Pourtant dans certains cas on a noté une sorte d'apaise-ment de ces douleurs ; mais parfois aussi cet apaisement n'est qu'apparent, car bien que les fulgurations des mem-bres aient continué à se produire, l'intensité de la crise cardialgique est telle qu'elle domine la scène. Parfois cependant il y a véritablement alternance entre les dou-leurs des membres et les symptômes viscéralgiques. Le plus ordinairement la crise survient brusquement ; quelque fois pourtant le malade est comme averti de son approche par une modification constante dans les symptômes ordinaires de son affection et dont l'habitude lui a appris la signification (Vulpian).

Chez certaines femmes, les crises de ce genre ont lieu lors de la période menstruelle, soit avant, soit après, soit pendant, et chaque retour des règles peut être l'occasion d'une nouvelle attaque de crises gastriques plus ou moins violente (Vulpian). Une femme dont M. Charcot a rapporté l'histoire, voyait chacune de ses crises gastriques se « *juger* » par des pertes utérines abondantes.

M. Vulpian a vu une malade chez laquelle les crises gastriques étaient précédées d'une éruption papuleuse disséminée en groupes plus ou moins étendus sur la partie antérieure du thorax et de l'abdomen et supérieure des cuisses.

Les crises gastriques s'accompagnent ordinairement d'une accélération du pouls sans élévation de la température centrale ; ce fait que M. Charcot a toujours observé est contesté par Rosenthal qui ayant quelquefois assisté à ces crises, cite un cas où le pouls était même ralenti pendant l'accès.

Cependant, ajoute M. Charcot, la fréquence du pouls sans fièvre est un fait bien commun dans la première période de l'ataxie et en dehors des crises gastriques et des accès fulgurants alors qu'il n'existe encore aucune trace d'incoordination motrice.

Durant la crise tantôt on signale une anesthésie de la peau du ventre, et tantôt une hyperesthésie vive qui rend insupportable le contact de la main ou des couvertures.

*Durée.* — Les crises gastriques se montrent avec une

fréquence et une durée variables ; en général au bout de 24, 36, 48 heures au plus, l'accès se termine, soit brusquement, soit par la diminution progressive des symptômes douloureux ou fonctionnels ; l'appétit, qui avait disparu, renaît ; le malade éprouve une sensation de bien-être qui lui ferait croire à la guérison complète si une triste expérience trop souvent renouvelée ne lui avait appris le peu de foi qu'il doit avoir en un retour définitif à la santé. Parfois cependant, quand la crise a été violente, il éprouve du malaise et de la lassitude qu'il conserve pendant un temps plus ou moins long.

Quoi qu'il en soit, en dehors des accès, les fonctions digestives s'accomplissent normalement. C'est là un fait que nous retrouvons dans toutes les viscéralgies symptomatiques de l'ataxie. — Aussi les malades peuvent-ils pendant un certain temps au moins réparer les brèches que ces troubles répétés font subir à leur organisme. Mais à la longue, quand les accès sont fréquents, ils finissent par s'épuiser ; la nutrition languit ; ils tombent rapidement en état de misère physiologique et alors, ou bien ils succombent aux progrès de la cachexie myélitique, ou ils sont emportés par une maladie intercurrente.

*Diagnostic.* — Les troubles gastriques dont nous venons d'énumérer les principaux traits survenant avec cette netteté que nous avons essayé de faire ressortir et surtout se montrant en même temps que d'autres manifestations ataxiques ne sauraient soulever de difficultés au point de vue du diagnostic de leur origine ; mais il est loin d'en être toujours ainsi, et les exemples ne sont pas rares où ces accidents ont été pris pour des symptômes dispeptiques consécutifs à des lésions inflammatoires ou dégénératives de la muqueuse stomacale. D'autre part, la sclérose des cordons postérieurs n'est pas la seule affection des centres nerveux capable de déterminer des symptômes gastriques ; c'est un fait déjà anciennement connu, que M. Charcot a bien mis en lumière dans ses leçons sur les maladies du système nerveux, et que nous trouvons confirmé dans la thèse d'agrégation de M. F. Raymond. Cet auteur rapporte le cas d'une jeune fille qu'on traitait pour des accidents dyspeptiques et qui était atteinte de myélite aiguë ; et aussi l'observation empruntée à Lasègue, de cet homme dont les vomissements avaient été les premiers symptômes d'une affection corticale du cerveau.

On doit donc en l'absence de tout autre signe caractéristique s'appliquer à reconnaître : 1° Si les symptômes gastriques ne sont pas liés à une affection intrinsèque du tube digestif ; et 2° dans le cas où il n'y a pas de doute à avoir sur l'origine centrale des accidents à savoir à quelle lésion des centres nerveux il faut les rattacher. Or on sera conduit d'une part à établir le premier point, par la soudaineté de l'attaque, la longue durée de la maladie et surtout l'intégrité complète des fonctions digestives en dehors des crises ; mais une fois l'origine centrale des accidents admise, ce ne sera souvent que par la marche ultérieure de la maladie et l'apparition de nouveaux symptômes ataxiques dans des organes voisins ou eloignés qu'on arrivera à préciser le siège et la nature de la lésion.

c. *Crises entéralgiques.* — On a signalé de véritables crises d'entéralgie tabétique (Vulpian).

Nous ne parlons pas ici de ces troubles dans le fonctionnement de l'intestin, de cette constipation dont nous avons dit quelques mots à propos des crises rectales et que l'on trouve le plus souvent chez les ataxiques ; ni de cette diarrhée qui survient par accès soit comme phénomène pro-ataxique, soit dans le cours de la myélopathie.

Ce sont là, il est vrai, des troubles viscéraux ; on a même donné le nom d'entrarrhée à ce flux diarrhéique de l'ataxie ; il revient à intervalle éloigné, très régulier, durant plusieurs jours, puis disparaissant, la diarrhée pourra prendre si l'on veut le nom de *crise diarrhéique*.

Les crises entéralgiques s'observent soit seules, soit réunies, et c'est le cas le plus fréquent, aux autres manifestations viscérales de l'ataxie et particulièrement aux accidents cardialgiques. La douleur est fixe, poignante, parfois d'une intensité extrême ; leur réaction sur l'économie est telle que le malade se cyanose ; la température baisse, le pouls devient petit et dépressible.

Il y a du météorisme, souvent des vomissements ; tantôt il y a de la constipation, tantôt au contraire et le plus souvent de la diarrhée séreuse, claire qu'il est parfois impossible d'enrayer et qui ne s'arrête que lorsque la crise cesse.

Dans certains cas les crises gastro-entéralgiques ont pu être prises pour des accès de coliques hépatiques au point que le diagnostic s'établissait surtout sur l'absence des signes caractérisques de l'obstruction des voies biliaires (1).

Dans d'autres cas, on a pu croire à un étranglement interne ; et enfin M. Vulpian a vu survenir de l'algidité, des crampes, et un ensemble de phénomènes cholériformes qui ont entraîné la mort du sujet.

1, *Medical, Times*, 1881.

# CHAPITRE V

## APPAREIL RESPIRATOIRE

*Crises laryngées. Symptômes.* — Une toux spasmo-
dique analogue à celle de la coqueluche, qui apparaît par
accès en dehors de toute altération appréciable des voies
respiratoires, et qui s'accompagne parfois de spasme glottique, d'étouffement, d'asphyxie, tels sont les traits principaux auxquels on reconnaîtra la crise laryngée de l'ataxie
locomotrice.

Brusquement, tout à coup, au milieu du repas, d'un
entretien, d'un mot, pendant le sommeil, l'accès éclate.
Quelquefois il est constitué par une série d'expirations
courtes, saccadées, rapides, suivies par intervalle d'une
longue expiration sifflante ; la face rougit, bleuit ; le malade,
en proie à une vive agitation, semble sur le point d'é-
touffer. D'autres fois ces symptômes prennent une intensité
plus violente encore ; la toux est forte, sèche, aiguë, so-
nore, rauque, entrecoupée de reprises inspiratoires bru-
yantes comme dans la période convulsive de la coqueluche ;
on a noté parfois un véritable cornage ; le visage cyanosé
s'injecte, les yeux semblent s'échapper de leur orbite ; le
patient éprouve en même temps de la céphalalgie, des vertiges, des nausées, une sensation pénible de constriction au
niveau de la base du thorax ; survient alors une véritable

paralysie des sphincters ; il urine involontairement en même temps que des gaz et des matières fécales s'échappent par l'anus.

Dans la majorité des cas, la crise se borne à ces accidents, mais parfois aussi elle va plus loin ; le malade, en proie à une asphyxie progressive, perd connaissance et tombe ; c'est dans ces cas en présence du péril qui menace le malade qu'on a été amené à pratiquer la trachéotomie. (Keller).

Ordinairement après un laps de temps qui varie avec l'intensité de la crise, l'accès se calme et le ma'ade, le plus souvent abattu, fatigué, peut, dans certains cas, reprendre son repas ou la conversation interrompue.

Le plus souvent l'expectoration est nulle ou insignifiante : quelquefois le malade rejette un peu de liquide incolore, filant et salivaire ; d'autres fois les crachats sont muqueux gris ou jaunâtres et il voit l'accès s'arrêter après l'expulsion de ces mucosités ; parfois il s'y mêle quelques légers filets de sang.

L'auscultation et la percussion ne fournissent que des résultats presque négatifs : « Témoin fréquent de ces crises, dit M. Féréol, à propos d'un cas typique ; j'ai ausculté souvent le malade au moment où elles se produisaient et j'ai toujours été surpris du peu de signes stéthoscopiques qui accompagnaient un ensemble de symptômes aussi formidables. Le plus souvent c'était à peine si je percevais quelques sibilances passagères, quelques bulles sous-crépitantes rares et disséminées ; quelquefois il n'était possible que de constater un peu de rudesse bronchique qui persistait même en dehors des crises et principalement aux deux sommets, sauf cela la percussion et l'auscultation étaient parfaitement normales. »

*Durée et fréquence.* — Même chez le même sujet, la crise n'a pas toujours une durée identique; tantôt l'accès est léger, comme avorté, et ne dépasse pas quelques secondes; tantôt il se prolonge pendant des heures entières pendant lesquelles le malade reste en état de suffocation. La fréquence des accès est variable également. Les accidents peuvent survenir pendant le sommeil; mais c'est surtout pendant le jour qu'on les voit apparaître; les causes les plus futiles en apparence suffisent à les ramener. Parfois c'est un rhume léger qui entretient l'état de crise; d'autres fois aussi l'accès apparaît à la suite d'un entretien un peu prolongé; parfois même un mouvement de déglutition suffit pour le rappeler; la marche, l'ingestion de certains aliments, une odeur forte, un changement un peu brusque de température, le cathétérisme vésical; en un mot les causes les plus banales et les plus insignifiantes suffisent à mettre en jeu l'excitabilité réflexe de la muqueuse laryngée chez les ataxiques, et alors on voit ces accès se reproduire jusqu'à cinquante fois dans les vingt-quatre heures.

*Marche et pronostic.* — Le plus souvent, l'accès apparaît brusquement; cependant, quelques malades sont avertis de son approche par des chatouillements, des picotements au niveau de l'arrière-gorge et du larynx; il arrive même que, prévenus de la signification de ces sensations, certains malades se soustraient à l'attaque en prenant des positions bizarres, ou comme le malade de M. Féréol, en suspendant la respiration et en ne la reprenant qu'avec lenteur et précaution. Les symptômes laryngés suivent ordinairement l'évolution de l'ataxie, on les a vus persister jusqu'à la période ultime du tabes. Leur pronostic est grave, car si le plus souvent tout se borne à des menaces d'asphyxie, c'est en tout cas un inconvénient pénible, un surcroît de maux pour le tabétique, et de plus on a vu le spasme glottique exiger une intervention directe et sanglante sur les voies respiratoires, et la mort survenir par asphyxie.

*Diagnostic.* — Sur 16 cas de crises laryngées que M. Cherchewsky a réunis dans son mémoire, 13 fois on a pu préciser la date du début de ces accidents et 9 fois ils ont marqué « *l'entrée en matière* » de l'ataxie locomotrice. Parfois les autres symptômes n'ont pas tardé à se montrer, mais quelquefois aussi les troubles des voies aériennes ont été pendant des mois et des années les seules manifestations de la myélopathie. Ces chiffres ne représentent sans doute plus les proportions numériques actuelles ; mais ils démontrent suffisamment que l'ataxie locomotrice peut longtemps se cacher sous « *le masque* » des accidents laryngés et donner le change aux cliniciens. Il importe donc de savoir qu'en présence de symptômes semblables à ceux que nous avons essayé de décrire et affectant cette allure paroxystique sur laquelle nous avons tant insisté, on est autorisé à penser au *tabes dorsalis*. On sera d'ailleurs conduit dans ces cas à exclure toute affection idiopathique des organes de la respiration par l'auscultation et au besoin par l'examen direct de ces organes au moyen des instruments actuellement en usage.

# CHAPITRE VI



PATHOGÉNIE. — PHYSIOLOGIE PATHOLOGIQUE

L'ignorance dans laquelle nous sommes touchant les conditions étiologiques des myélites systématiqués et en particulier de la myélite des cordons postérieurs, nous conduit au vague de l'hypothèse quand il s'agit d'expliquer la genèse de cette affection.

En 1864 Duchesne (de Boulogne) se basant sur les troubles oculo-pupillaires ainsi que sur les troubles des organes pelviens émettait cette opinion ingénieusement conçue : à savoir que le point de départ de l'ataxie résidait dans une altération primitive du nerf grand sympathique « Un état pathologique du nerf grand sympathique, dit-il, qui, s'il était constant, pourrait expliquer l'étrange symptomatologie de cette maladie dont la marche rémittente, quoique lentement progressive, fait croire à l'existence de névrose ou de névralgies. Il dominerait les autres lésions locales parce qu'il en serait la cause productrice. Ainsi l'hyperhémie des cordons postérieurs et des racines postérieures de la moelle serait une hyperhémie neuro-paralytique ; en d'autres termes elle serait produite par la lésion de la portion du grand sympathique atteinte, et l'hyperplasie du type fondamental ainsi que l'atrophie des tubes nerveux n'en serait que la conséquence. »

Cette vue théorique sembla être confirmée par l'observation de M. Donnezan qui trouva à l'autopsie d'un ataxique une altération manifeste du filet irien du grand sympathique cervical ; mais elle fut combattue par M. le professeur Vulpian qui affirme de toute sa haute autorité scientifique n'avoir jamais trouvé, même chez des ataxiques ayant présenté des viscéralgies diverses, d'altération appréciable du nerf de la vie végétative. Pour le savant physiologiste l'affection, au contraire essentiellement et primitivement médullaire, suivant un processus dont la nature est diversement interprétée, présente une évolution qu'on peut diviser en deux périodes.

Dans une première période l'élément nerveux irrité, agacé, traduit d'après une loi physiologique bien connue, son état morbide par des symptômes périphériques douloureux (douleurs fulgurantes ) ; dans la seconde, l'élément nerveux est envahi par la sclérose, détruit par l'hyperplasie conjonctive ; il en résulte des phénomènes qui se rapportent à cet état de la substance nerveuse (incoordination motrice).

Or les racines du grand sympathique, à cause de leurs connexions originelles avec l'axe rachidien, ne peuvent-elles pas, à un moment donné, participer à l'excitation de la première période, en être le siége elles-mêmes, ou la recevoir du voisinage, et les organes splanchniques devenir alors le siège d'une hyperesthésie violente et de troubles fonctionnels dont l'énergie varie avec l'intensité de l'irritation centrale (*crises vésicales, ano-rectales,* etc) ?

Cette hypothèse expliquerait l'intermittence des phénomènes périphériques par une intermittence égale dans la marche du processus pathologique central.

Quoi qu'il en soit, ce point est loin d'être élucidé, certaines autopsies semblent en désaccord avec ces données théoriques ; or nous demandons la permission de ne pas y insister n'ayant aucunement qualité pour résoudre cette importante question.

# CHAPITRE VII



Les crises viscérales de l'ataxie locomotrice étant liées à l'évolution de la sclérose postérieure c'est à la thérapeutique générale de la myélopathie qu'on doit rattacher le traitement causal de ces accidents ; er on sait combien malheureusement celle-ci est indigente de moyens curatifs. Nous n'avons que peu de chose à dire à cet égard.

Néanmoins le diagnostie de crise viscérale ataxique une fois établi, il reste au médecin deux obligations essentielles à remplir. La première, un principe général de l'art de guérir, est de ne pas nuire au malade par une thérapeutique intempestive : il faut se souvenir de ce que dit M. le professeur Guyon dans ses cliniques sur les maladies des voies urinaires : « C'est à vos dépens, dit-il, que vous interviendrez chez de semblables malades, s'il vous arrive de vouloir modifier par des moyens mécaniques ou les actions substitutives la sensibilité douloureuse des myélitiques. »

La seconde consiste à s'efforcer, tout en continuant la médication instituée en vue d'agir sur la lésion médullaire, de parer aux inconvénients, aux dangers même que font courir au malade quelques unes des manifestations viscérales de l'ataxie. Ainsi on s'opposera à la stagnation de l'urine dans la vessie par le cathétérisme en s'entourant de toutes les précautions antiseptiques ; on se tiendra prêt à partiquer la trachéotomie dans les cas de spasme glottique avec imminence de mort.

Ensuite on calmera les phénomènes douloureux par les moyens ordinaires et dans ce but les injections hypodermique de morphine rendent de précieux services.

# CONCLUSIONS

I. — Il est actuellement bien démontré que la maladie connue sous le nom d'ataxie locomotrice progressive, peut se manifester par des viscéralgies diverses que la forme clinique sous laquelle elles se présentent a fait appeler crises viscérales, par analogie avec les crises de douleurs fulgurantes qu'on observe du côté des membres.

II. — Leur apparition peut marquer le début de la myélopathie et en être longtemps la seule manifestation.

III. — Ces accidents offrent des caractères qui peuvent servir à les faire distinguer des autres affections idiopathiques ou symptomatiques des organes atteints : soudaineté de leur apparition, spontanéité et intermittence des attaques, intégrité objective des organes affectés, impuissance des moyens curatifs directs.

IV. — En présence de crises viscérales ataxiques, il convient d'être sobre d'intervention thérapeutique directe et s'attacher surtout à pallier les inconvénients actuels par des moyens appropriés et en rapport avec le genre d'accidents auxquels a affaire, tout en continuant le traitement général de la maladie médullaire.

# INDEX BIBLIOGRAPHIQUE

### Crises génitales et urinaires


**Duchesne**, de Boulogne. — Archives de médecine, 1864.

**Trousseau**. — Clinique de l'Hôtel-Dieu. Nouv. Dict. ency.

**Charcot**. — Leçons sur les maladies du système nerveux, 1867.

**Charcot et Bouchard**. — Gazette médicale de Paris, 1866.

**Maurice Raynaud**. — Archives de médecine, 1877.

**Guyon**. — Leçons sur les maladies des voies urinaires, Paris 1881.

**Fournier**. — De l'ataxie syphilitique — 1882 — Semaine médicale 1884.

**Pitres**. — Progrès médical, septembre 1884.

**Quendo**. — Thèse Paris 1882.


### Crises gastriques


**Gall**. — Guy's hôpit. reports (case of paraplegia) 1858.

**Delamarre**. — Thèse Paris 1866.

**Dubois**. — Thèse Paris 1868.

**Petit-Jean**. — Thèse 1874.

**Granger-Stawart**. — Méd. Times, 1876, p. 414.

**F. Raymond**. — Thèse d'agrégat., Paris 1879.

**Félix**. — Thèse Paris 1880.

**Strauss**. — Archives de neurologie, 1880.

**Marel**. — Thèse Paris 1882.

**E. Demange**. — Revue de médecine, 1882.

**Lépine**. — Tribune médicale, 1883,


### Crises laryngées


**Féréol**. — Société médicale des hôpitaux, 1868.

**Jean.** — Société anatomique, 1875.

**Cherchiwski.** — Revue de médecine, 1882.

**Lhoste.** — Thèse Paris 1882.

**Krishaber.** — Spasmes laryngés (Congrès de Milan 1880).

**Garel.** — Lyon médical, 1883.

**Landouzy et Dejérine.** — Société de Biologie, 1883.

Imprimerie A. DERENNE, Mayenne. — Paris, boulevard Saint-Michel, 52.

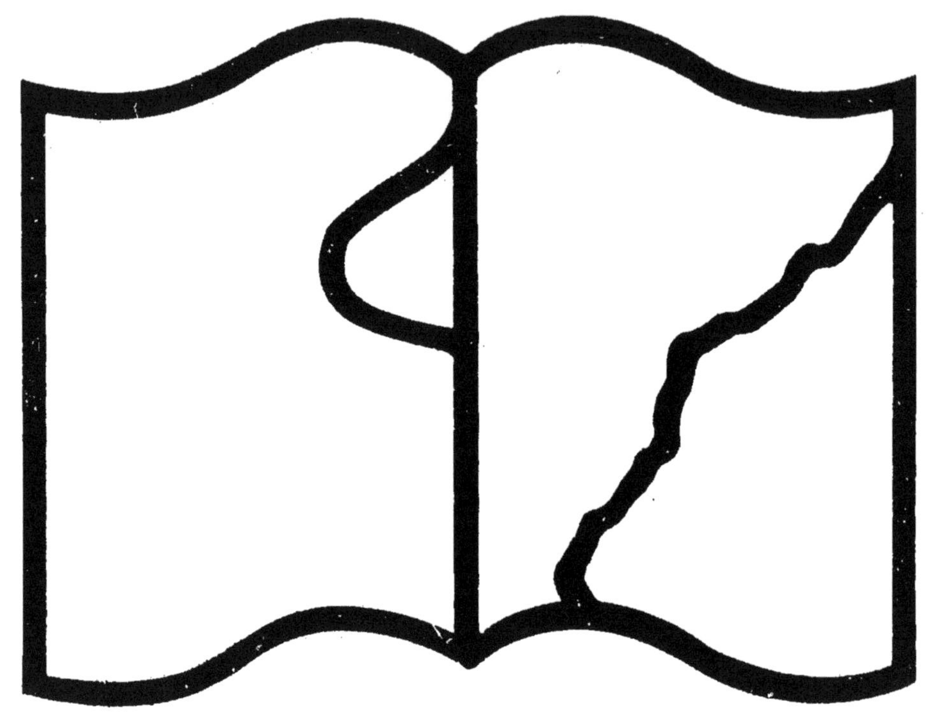

Texte détérioré — reliure défectueuse

**NF Z** 43-120-11

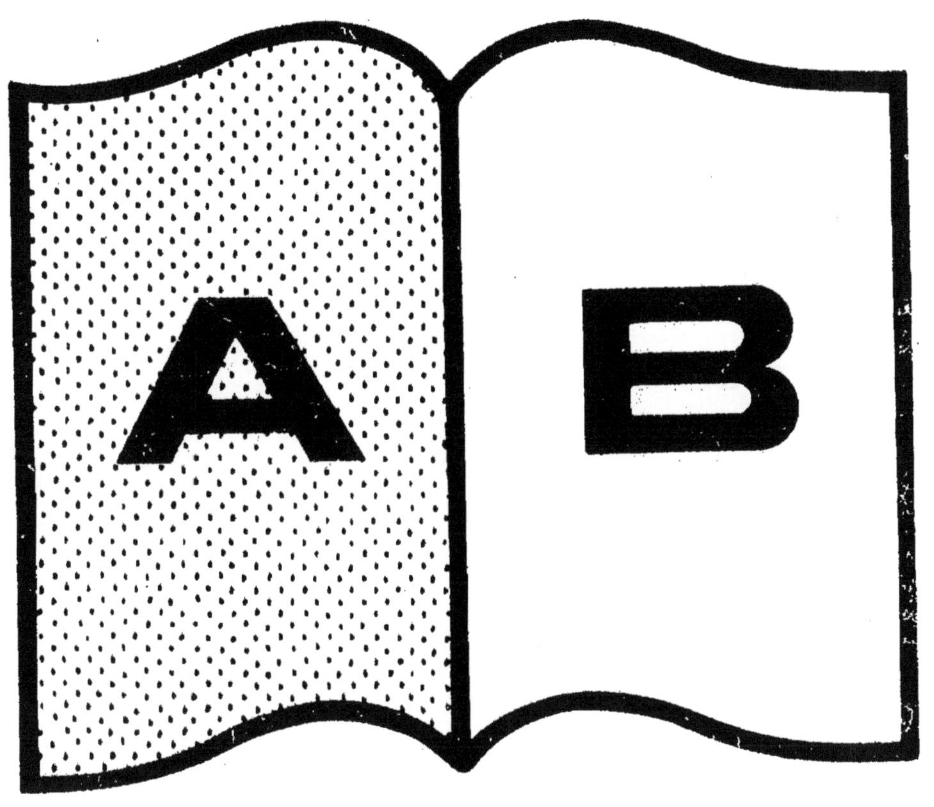


Contraste insuffisant

**NF Z 43**-120-14